Coache Dich selbst schlank

Erfolgreich abnehmen

-

Schritt für Schritt Gewicht verlieren.

Mark Besser

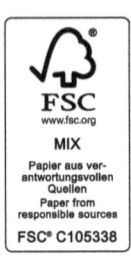

Bibliografische Information der Deutschen Nationalbibliothek:

Die Deutsche Nationalbibliothek verzeichnet diese Publikation in der Deutschen Nationalbibliografie; detaillierte bibliografische Daten sind im Internet über http://dnb.dnb.de abrufbar.

© 2015 Mark Besser

Herstellung und Verlag: BoD – Books on Demand, Norderstedt

ISBN: 978-3-7386-2694-0

Inhaltsverzeichnis

Vorwort 9

Im Gewichtscoaching 12

    Was ist Ihr Wunschgewicht? 13

    Was ändert sich in Ihrem Leben, wenn Sie es erreicht haben?
.... 14

    Welche Vorteile hat es, wenn Sie Ihr Wunschgewicht erreicht haben? 15

    Welche Nachteile hat es, wenn Sie Ihr Wunschgewicht erreicht haben? 16

    Sind Sie aus tiefstem Herzen bereit, Vorteile und Nachteile zu akzeptieren und daran zu arbeiten, Ihr Wunschgewicht zu erreichen? 20

Was ist Ihr Weg? 22

Tun Sie den ersten Schritt 25

    Ihre Widerstände 27

Schritt für Schritt zum Erfolg 31

    Motivation, Motivation, Motivation 33

Wie Sie durchhalten 35

    Die Wichtigkeit 39

    Die Erfolgserwartung 43

Sind Sie Ihr stärkster Gegner?..48

Die tägliche Arbeit an Ihrem neuen Programm...........................50

Was würde sich in Ihrem Leben ändern, wenn Sie schlank wären?

Vorwort

In meiner Praxis als Coach habe ich es immer wieder mit Menschen zu tun, die völlig verzweifelt sind. Sie haben schon alle denkbaren Diäten versucht. Viele davon waren sogar gesundheitsschädlich.

Menschen, die unter Übergewicht leiden, erleben oft Ablehnung und Vorurteile. Statistiken belegen, dass sie - selbst mit besserer Qualifikation - oft weniger Karrierechancen haben und im Durchschnitt erheblich weniger als »Normalgewichtige« verdienen.

Auch im Privatleben und bei der Partnersuche haben viele Übergewichtige Probleme. Oft liegt das tatsächlich an den Menschen, die sie umgeben, manchmal aber auch an den eigenen Vorstellungen, die viele Übergewichtige von sich haben. Viele haben auch – basierend auf ihren vergangenen Erlebnissen – wenig Selbstvertrauen und ein geringes Selbstwertgefühl.

Als Coach bin ich mir bewusst, dass Abnehmen nicht nur etwas mit Kalorien, Fett und Kohlenhydraten zu tun hat. Wer es nicht schafft, seine Vorstellungen, Glaubenssätze und Ziele anzupassen, hat keine Chance, sein Gewicht langfristig zu reduzieren.

Mit diesem Buch kann und will ich kein professionelles Coaching oder eine andere Form der Begleitung ersetzen. Ein wichtiger Aspekt solcher Leistungen ist menschliche Aufmerksamkeit, und die kann ich in einem Medienprodukt leider nicht leisten.

Ich werde Ihnen mit diesem Buch aber einen soliden ersten Schubs in die »richtige Richtung« geben und Ihnen damit ermöglichen, weitere Schritte selbst oder mit Unterstützung von Fachleuten zu gehen.

Ganz wichtig ist mir dabei, dass dieses Buch nicht auf einer bestimmten Diät basiert, ja nicht einmal zwingend eine Diät voraussetzt. Vielmehr arbeiten wir gemeinsam an Ihrer Motivation zum Abnehmen, denn wenn diese wirklich groß genug ist, können Sie mit jeder Diät oder auch ganz ohne Diät Ihr Wunschgewicht erreichen!

Dabei wünsche ich Ihnen viel Erfolg,

Ihr Mark Besser

Im Gewichtscoaching

In meinem Coaching frage ich meine Klienten mit Übergewicht zuerst immer dasselbe:

- Was ist Ihr Wunschgewicht?
- Was ändert sich in Ihrem Leben, wenn Sie es erreicht haben? - Bitte beschreiben Sie mir einen typischen Tag in Ihrem Leben, wenn Sie ihr Wunschgewicht erreicht haben.
- Welche Vorteile hat es, wenn Sie Ihr Wunschgewicht erreicht haben?
- Welche Nachteile hat es, wenn Sie Ihr Wunschgewicht erreicht haben?
- Sind Sie aus tiefstem Herzen bereit, Vorteile und Nachteile zu akzeptieren und daran zu arbeiten, Ihr Wunschgewicht zu erreichen?

Die Fragen scheinen größtenteils einfach zu beantworten zu sein, wobei die Frage nach den Nachteilen meinen Klienten oft Probleme bereitet. Lassen Sie uns die einzelnen Fragen genauer betrachten:

Was ist Ihr Wunschgewicht?

Ich mache die Erfahrung, dass viele Menschen sehr genau wissen, was sie nicht wollen, es ihnen aber sehr schwer fällt, zu formulieren, was sie erreichen wollen. Genau hier liegt der erste Grund, weshalb es für die Mehrheit der Menschen so schwer ist, ihr Traumgewicht zu erreichen.

Viele Menschen haben so oft in Diäten versagt, dass sie sich nicht die Blöße geben wollen, ein Ziel zu formulieren; noch nicht einmal sich selbst gegenüber. Sie wollen nicht riskieren (schon wieder), zu versagen. Nicht bewusst ist ihnen, dass wer sich keine Ziele setzt, diese auch nicht erreichen kann.

Gewichtscoaching kann ich nur dann erfolgreich mit Menschen betreiben, wenn diese sich und mir gegenüber ein klares Ziel festlegen und sich auch dazu bekennen, es erreichen zu wollen.

Schreiben Sie ihr Wunschgewicht, das Sie erreichen wollen, in großen Zahlen auf ein großes Blatt Papier!

Was ändert sich in Ihrem Leben, wenn Sie es erreicht haben?

Ist das Ziel klar definiert, besteht der nächste Schritt darin, das Ziel mit Leben zu füllen. Ein Ziel muss Sie begeistern und dabei unterstützen, durchzuhalten, selbst wenn es zu Rückschlägen kommt.

Je genauer Sie es Sich vorstellen können, wie Ihr Leben sein wird, wenn Sie Ihr Traumgewicht erreicht haben, desto mehr zieht es Sie an. Träumen Sie von dem Tag, an dem Ihre Waage Ihnen bestätigt, dass Sie das Ziel erreicht haben. Malen Sie es sich aus. Schreiben sie es auf. In meinen Coachings bitte ich die Klienten, jeweils ein Bild oder eine Collage zu malen, wie ihr Leben aussieht und einen Tag in ihrem neuen Leben aufzuschreiben. Tun Sie das so farbig und plastisch wie möglich. Übertreiben ist kein Problem.

Meine Erfahrung zeigt, dass die Klienten, welche diese Aufgabe erfüllen und sich ganz darin einbringen, ihr Ziel erreichen - die anderen äußerst selten bis nie.

Gestalten Sie ein Bild (malen oder als Collage) Ihres neuen Lebens. Beschreiben Sie einen Tag in Ihrem neuen Leben so plastisch und farbenreich wie möglich. Es geht nicht darum, Kunst zu produzieren, sondern für sich selbst etwas zu visualisieren.

Welche Vorteile hat es, wenn Sie Ihr Wunschgewicht erreicht haben?

Eigentlich eine Fortsetzung der vorangegangenen Frage, aber bei dieser Fragestellung geht es mehr um Fakten. Wo gibt es Vorteile und welche sind das? Während die Frage nach den Dingen, die sich ändern, und die Beschreibung des neuen Lebens eher die Gefühlsebene ansprechen, geht es bei dieser Frage darum, die logischen Aspekte darzustellen und damit auch das abstrakte Denken miteinzubeziehen.

Erstellen Sie eine Liste mit Stichworten zu allen Vorteilen, welche Sie jetzt und in der Zukunft haben, wenn Sie Ihr Wunschgewicht erreicht haben.

Welche Nachteile hat es, wenn Sie Ihr Wunschgewicht erreicht haben?

Die Frage mag überraschen. Wie könnte es Nachteile haben, nicht mehr all das Übergewicht mit sich herumschleppen zu müssen? Wie könnte daran etwas Schlechtes sein, wenn Sie ihr Wunschgewicht endlich erreicht haben? Sie könnten die Frage auch anders stellen: »Welchen Vorteil bringt es Ihnen, dass Sie übergewichtig sind?«

Tatsächlich ist die ehrliche Beantwortung dieser Frage für den Erfolg ihrer Diät von grundlegender Bedeutung. Es gibt kaum einen Übergewichtigen, dem sein Übergewicht nicht auch einen Vorteil bietet. Lassen Sie mich Ihnen dazu ein paar Beispiele aus meiner Praxis benennen. Natürlich sind alle diese Beispiele stark vereinfacht. Menschen und ihre Motive sind meist sehr komplex. Als Startpunkt für eigene Gedanken sollten sie aber ausreichen:

- Anne hat sich nach einem Missbrauchserlebnis einen Panzer angegessen. Das Übergewicht ist für sie ein Schutzschild. Viele Männer finden sie weniger attraktiv und lassen sie deshalb eher in Ruhe. Außerdem kann sie sich dahinter vor der Welt verstecken.

- Paul isst aus Langeweile - wenn er nichts zu tun hat, bietet ihm eine Tüte Chips vor dem Fernsehen ein Genusserlebnis und Beschäftigung.

- Markus hat sich in seiner Jugend bei einem Sportunfall schwer verletzt. Sein Übergewicht bewahrt ihn davor, wieder viel Sport zu machen, sich dabei wieder zu verletzen und Schmerzen zu erleiden.

- Roger isst immer, wenn er verletzt wird. Essen tröstet ihn und verursacht bei ihm gute Gefühle.

- Margrit hat als Kind gelernt, dass sie immer aufessen müsse. Wenn sie ihren Teller aufgegessen hatte, bekam sie Anerkennung - sonst wurde sie gescholten. Die Mutter nannte sie dann jeweils undankbar und sprach davon, dass viele Menschen in der Welt hungern müssten. Margrit fühlt sich noch heute gut, wenn sie den Teller aufgegessen hat und das tut sie öfter, als gesund für sie ist.

- Der Partner von Jana mag übergewichtige Frauen. Er sagt immer wieder, dass er keine Lust auf ein »Knochengestell« habe. Jana fürchtet, sie könne ihn verlieren, wenn sie abnimmt.
- Max ist in einer Familie aufgewachsen, wo alle übergewichtig sind. Inzwischen würde er gern Gewicht verlieren, aber würde er dann noch zu seiner Familie gehören? Würde das nicht seine Lieben verletzen?

Das sind ein paar willkürliche Beispiele. Jeder meiner Coaching-Klienten hat andere Gründe und meistens sind es mehrere. Andere haben (mehr oder weniger) Angst davor, wie das Leben wohl wäre, wenn sie nicht mehr übergewichtig wären. Was würden Freunde und Familie sagen? Was könnte da sonst noch alles passieren? Sie fürchten sich vor dem Unbekannten, was da alles passieren könnte. Viele Motive sind für Außenstehende nur schwer nachzuvollziehen. Die Motive haben sich oft über Jahre und Jahrzehnte entwickelt und werden schon längst nicht mehr hinterfragt.

Ein wichtiger Schritt jeder Gewichtsreduktion ist es, dass Sie Ihre eigenen Bedenken und Hemmnisse wahrnehmen und auch zu verstehen beginnen. Sie sind ein wichtiger Grund dafür, dass sie heute übergewichtig sind. Nur wenn Sie diese Hemmnisse ernst nehmen und daran arbeiten, werden sie auch deren Resultate (das Übergewicht) erfolgreich angehen können.

- **Notieren Sie sich alle Vorteile, die Ihnen Ihr Übergewicht bringt.**

- **Notieren Sie sich alle Nachteile (tatsächliche und mögliche), wenn sie ihr Traumgewicht erreichen würden.**

- **Notieren Sie sich alle Vorteile, die Menschen in Ihrer Umgebung (Familie, Freunde, Nachbarn, Arbeitskollegen) dadurch haben, dass Sie übergewichtig sind (tatsächliche und vermutete/befürchtete).**

- **Notieren Sie sich alle Nachteile (tatsächliche, vermutete und befürchtete), welche Menschen Ihrer Umgebung hätten, wenn Sie Ihr Traumgewicht erreichen würden.**

Sind Sie aus tiefstem Herzen bereit, Vorteile und Nachteile zu akzeptieren und daran zu arbeiten, Ihr Wunschgewicht zu erreichen?

Jetzt haben Sie alles beisammen, um eine Entscheidung zu treffen. Vorteile und Nachteile – sowohl vermutete wie auch tatsächliche. Sie haben eine Vorstellung, wie es wäre, wenn Sie das Ziel erreicht haben. Überlegen Sie sich gut, ob Sie bereit sind, für das Erreichen Ihres Zieles die Kosten zu tragen. Sie entscheiden! Wenn die Entscheidung »Ja« heißt, dann sollten Sie das Buch weiter durcharbeiten, wenn dagegen »Nein«, dann haben Sie auch eine wichtige Information gewonnen und können womöglich, nachdem Sie einige Hindernisse aus dem Weg geräumt haben oder ein für Sie attraktiveres Motiv gefunden haben, wieder einsteigen.

Wenn Sie sich entschieden haben, Ihr Traumgewicht zu erreichen, dann schreiben Sie die folgenden Dinge auf einem großen Blatt Papier auf.

> Titel: Mein Zielgewicht ist: ... Kilos
>
> Wenn ich mein Traumgewicht erreicht habe, wird mein Leben wie folgt aussehen: ...
>
> Wenn ich das Traumgewicht erreicht habe, hat das die folgenden Vorteile für mich: ...
>
> Dafür nehme ich die folgenden Nachteile in Kauf und werde daran arbeiten, diese Nachteile zu kompensieren: ...
>
> Mein Ziel ist es, am........ (konkretes Datum) oder früher, mein Traumgewicht von ... Kilos zu erreichen oder zu unterschreiten.

Schreiben Sie das alles von Hand. Sie können gern auch dazu zeichnen, wenn Sie mögen. Datieren und unterzeichnen Sie das Dokument und legen sie es an einen Ort, wo Sie es stets zur Hand haben, wenn Sie es sich wieder einmal anschauen wollen.

Was ist Ihr Weg?

Bisher haben Sie festgelegt, was Ihr Ziel, Ihr Traumgewicht ist. Außerdem haben Sie festgehalten, bis wann Sie dieses erreichen wollen, weshalb Sie diesen Aufwand, abzunehmen, betreiben wollen und was Ihre emotionalen Kosten dabei sein werden.

Nun kommt der nächste Schritt. Es geht darum, den Weg festzulegen. Ich bin Coach und kein Ernährungsberater und werde Ihnen nun keine bestimmten Diäten oder Maßnahmen vorschlagen. Es gibt dutzende Möglichkeiten und viele davon bringen auch sehr gute Ergebnisse. Dazu finden Sie unzählige Bücher. Daneben ist eine Diät womöglich gar nicht der richtige Weg? Vielleicht geht es in Ihrem Fall eher darum, ein gewisses Fehlverhalten anzupassen, und damit womöglich etwas langsamer, aber dafür umso nachhaltiger, Gewicht zu verlieren? Oder Sie wollen sich einfach mehr und regelmäßiger bewegen?

Meine Erfahrung zeigt, dass die meisten Menschen eine Vorstellung haben, wie sie ihr Gewicht anpassen können und es eher daran fehlt, den Weg zu gehen - Schritt um Schritt.

Wenn Sie tatsächlich noch keinen passenden Weg haben, dann sollten Sie die folgenden Punkte bei der Auswahl beachten:

- Viele Diäten basieren auf Mangelernährungen, das ist insbesondere bei Diäten der Fall, die auf einem einzigen Nahrungsmittel basieren. Schon kurz nachdem Sie wieder »normal« essen, werden Sie die verlorenen Kilos wieder anzusetzen beginnen.

- Abnehmen durch Wunderpulver ist sehr gefährlich - besonders wenn diese von irgendwelchen No-Name-Herstellern in Übersee stammen. Unverträglichkeiten, Nebeneffekte bis hin zu Nebenwirkungen etc. lassen sich kaum vorhersagen.

- Diäten, welche nicht auch eine grundsätzliche Ernährungsanpassung auch über die Diät hinaus beinhalten, sind in den wenigsten Fällen nachhaltig.

- Immer mehr Anbieter irgendwelcher Produkte verfügen nicht über die notwendige Ausbildung in Hinblick auf Körper und Gesundheit, sondern »plappern im Wesentlichen die Sprüche aus Prospekten nach«. Wollen Sie Ihre Gesundheit in die Hände von Amateuren legen?

- Eine Diät sollte in jedem Fall auch dafür sorgen, dass Sie mit ausreichend Vitaminen, Mineralien und Spurenelementen versorgt werden. Gerade während Sie weniger essen, ist es wichtig, dass Sie trotzdem gut damit versorgt werden, besonders weil im »Diätstress« mehr davon benötigt wird.

- Wenn Sie statt einer Diät einfach Ihre Ernährung anpassen wollen und sich dafür mehr bewegen wollen, so ist das eine gute Idee - seien Sie sich aber bewusst, dass es dabei länger dauert, bis sich Erfolge einstellen (diese sind aber meist sehr nachhaltig).

Sprechen Sie jede Diätmaßnahme immer mit Fachleuten ab. Sie sind am besten in der Lage, Sie auf eventuell bestehende Probleme oder Risiken hinzuweisen.

Tun Sie den ersten Schritt

Haben Sie einmal den Weg festgesetzt, den Sie gehen wollen, um erfolgreich Ihr Traumgewicht zu erreichen, dann geht es nun darum, den ersten Schritt zu gehen.

Vom Denken her scheint dies trivial. Doch stelle ich immer wieder fest, dass die meisten Menschen mit Übergewicht zwar eine gewisse Vorstellung davon haben, was sie erreichen wollen - auch wenn das oft noch sehr diffus ist und kaum explizit formuliert wird. Auch wie sie dieses »Ziel« erreichen könnten, ist vielen Menschen klar. Trotzdem tun sie nichts und manchmal scheint es von außen, als würden sie wie ein Kaninchen vor der Schlange erstarrt dasitzen und darauf warten, dass irgendetwas geschieht.

Lassen Sie uns das Ganze gemeinsam durchdenken. Wenn Sie Ihr Traumgewicht erreichen wollen, welchen ersten Schritt müssten Sie dann tun? Das kann eine ganz kleine einzelne Handlung sein, die Sie in ein paar Minuten durchführen können. Es könnte sein, dass Sie gewisse Waren aus Ihrem Vorratsschrank verschenken oder zumindest außer Griffweite bringen, es könnte sein, dass Sie neue Batterien für Ihre Personen- oder Küchenwaage kaufen. Vielleicht besteht sie auch nur darin, dass Sie sich ein Buch über die von Ihnen bevorzugte Diät nochmals genau durchlesen und herausschreiben, was Sie dazu einkaufen müssen...

Sehen Sie die Falle, die das Unterbewusstsein vielen Menschen nun stellen mag? Man möchte fast versucht sein, nun einen ganzen Projektplan für das Projekt »Gewichtsverlust« zusammenzustellen und daran so lange zu feilen, bis er entweder wasserdicht scheint oder endgültig alle Motivation dahin ist?

Genau das tun Sie bitte nicht! Selbst wenn es denkbar wäre, dass es einen anderen, noch besseren ersten Schritt geben könnte. Wenn Sie Ihr Schritt in die richtige Richtung voranbringt, ist er es wert, dass Sie ihn gehen. Genau jetzt!

Schwierig? Für manche wohl sehr, für manche nicht. Wenn es Ihnen leicht gefallen ist, können Sie zum nächsten Kapitel gehen. Herzliche Gratulation, Sie sind auf dem richtigen Weg. Wo das nicht ganz so leicht fiel, lassen Sie uns noch etwas gemeinsam arbeiten.

Irgendetwas scheint Sie zurückzuhalten? Lassen Sie uns das ernst nehmen. Genau diese Widerstände müssen wir finden und daran arbeiten.

Ihre Widerstände

Nehmen Sie ein Blatt zur Hand und schreiben Sie alles auf, was Sie daran hindert, den ersten Schritt zu gehen. Ganz egal ob das konkrete Gründe sind, die Sie logisch begründen können, oder einfach Gefühle, vielleicht auch Ängste. In meiner Praxis höre ich unter anderem die folgenden Antworten, diese können allerdings bei Ihnen ganz anders lauten und sind hier nur als Beispiele zu sehen:

- Angst, zu versagen, die Diät nicht durchzustehen.
- Angst, mich zu blamieren, wenn ich es »nicht schaffe«.
- Angst, es könnte nicht die richtige Diät sein.

- Ich habe in der Vergangenheit festgestellt, dass mich Diäten deprimiert haben und ich mich dabei nicht gut gefühlt habe. Das will ich nicht wieder erleben.

- Wenn ich das mache und erfolgreich bin, dann gebe ich zu, dass ich es eigentlich schon lange hätte machen können und selbst an meinem Übergewicht schuld bin.

- ...

Schreiben Sie einfach alles nieder, was Ihnen in den Sinn kommt. Die Liste sehen nur Sie - lassen Sie es einfach laufen und bewerten Sie nicht und werten Sie nicht. Schreiben Sie eines unter das andere, bis Sie das Gefühl haben, wirklich alles, was Sie aufhält, aufgeschrieben zu haben.

Wenn Sie irgendwelche Gründe aufgeschrieben haben, welche beispielsweise einen medizinischen Hintergrund haben, kann es sein, dass es sinnvoll ist, wenn Sie diesen als ersten Schritt mit einem Arzt klären. Wenn die Gründe eher auf der Ebene Angst, Unsicherheit ... stehen, dann ist es wichtig, dass wir diese auch ernst nehmen. Lassen Sie uns trotzdem etwas versuchen. In vielen Fällen hilft es, wenn nicht, dann sollten Sie sich externe Hilfe von einem Coach holen, um daran zu arbeiten.

Schreiben Sie für jeden der Sätze zwei positive Aussagen, was Ihnen die Diät bringt. Aus einem »Ich habe Angst, zu versagen« könnte beispielsweise ein »Ich zeige allen, die mich gehänselt haben, dass ich es schaffe« werden.

Es geht hierbei nicht darum, irgendwelche Probleme zu lösen. Ziel ist es, Ihren Blickwinkel zu verändern. Diät und Abnehmen sind für Sie womöglich mit ganz vielen negativen Gedanken und Vorstellungen verknüpft. Durch dieses Niederschreiben von positiven Verknüpfungen gelingt es Ihnen, Ihren Blick auf die Chancen zu richten und damit Kraft zu gewinnen.

Es kann sein, dass dies schon genügt hat, wenn nicht, dann machen Sie es einfach wieder ... genauso, wenn während Ihrer Diät wieder Zweifel und Ängste aufkommen. Machen Sie diese Übung unbedingt schriftlich. Sie sprechen damit viele Sinneskanäle an, zum einen, wenn Sie die positiven Aspekte niederschreiben, wie auch, wenn Sie diese lesen. Wenn Sie den Effekt noch verstärken möchten, lesen Sie sich selbst die positiven Aspekte laut vor, damit sprechen Sie auch noch das »Hören« an und legen einen weiteren Kanal zu Ihrem Hirn.

Wenn Sie so weit sind, machen Sie den ersten Schritt und gehen Sie dann zum nächsten Kapitel.

Schritt für Schritt zum Erfolg

Sie haben nun ein Ziel formuliert und den ersten Schritt gemacht. Vielleicht ist es Ihnen so leicht gefallen, dass Sie inzwischen schon einige weitere Schritte gemacht haben. Womöglich tun Sie sich aber auch schwer und Sie fürchten sich etwas davor, was sein wird, wenn der erste Enthusiasmus über die Diät vorbei ist und der Alltag mit seinen Verlockungen, Schwierigkeiten und Enttäuschungen einkehrt.

Was wenn Sie plötzlich schwach werden? Dann haben Sie doch bewiesen, dass Sie es nicht können?

Tatsächlich ist das »Durchhalten« für die meisten Menschen, die ein Ziel anstreben, das Schwierigste. Dabei kommt es nicht darauf an, ob es sich darum handelt, als Außendienstmitarbeiter mit einem Kunden einen Geschäftsabschluss zu erreichen, oder für den Übergewichtigen, das angepasste Essverhalten oder die angefangene Diät durchzuhalten.

Das hängt in keiner Weise mit Schwäche zusammen, sondern ist ganz normal. Wir sind an gewisse Verhaltensweisen gewöhnt und viele Verhaltensweisen sind längst zu Automatismen geworden. Immer wieder schildern mir Klienten, wie sie sich selbst mit einer Leckerei in der Hand (oder schon im Mund) erwischen und sich ganz erstaunt fragen, woher die plötzlich kommt.

Tatsächlich haben wir Menschen die Tendenz, Dinge zu automatisieren. Es wirkt einfach. Viele Menschen erleben dies, wenn sie beispielsweise Fernsehen schauen und daneben quasi »eine Bombe explodieren« könnte, ohne dass sie es merken. Ein anderes Beispiel ist das Autofahren. Fragen Sie einen Autofahrer nach einer beliebigen Fahrt, ob eine bestimmte Ampel rot war und wie lange er warten musste oder ob er durchfahren konnte. Auch wenn dies nur einige Minuten zurückliegt. Die wenigsten routinierten Autofahrer könnten es ihnen spontan sagen.

Es hat nichts mit Schuld zu tun, wenn Sie rückfällig werden. Das bedeutet aber auch nicht, dass Sie das einfach akzeptieren sollen. Es ist wichtig, dass Sie sich bewusst an Ihren neuen Lebensstil anpassen. Das ist der eigentliche Inhalt des Abnehmens. Die reduzierte

Kalorienzahl ist quasi der Nebeneffekt, der sich dadurch ergibt. Wenn es also zu einem Rückfall kommen sollte, dürfen Sie sich ärgern, aber lassen Sie sich davon nicht entmutigen oder gar davon abhalten, ihre Diät fortzuführen.

Motivation, Motivation, Motivation

Haben Sie schon Dinge geschafft, die Sie selbst überrascht haben und die Ihnen die Menschen in Ihrem Umfeld niemals zugetraut hätten? In Ausnahmesituationen sind Menschen manchmal in der Lage, Dinge zu vollbringen, welche schlichtweg unmöglich erscheinen. Sehr oft hängt das mit der Motivation zusammen, welche wir verspüren, um ein Ziel zu erreichen.

Zweifellos sind Sie (mehr oder weniger) motiviert, Ihr Gewichtsproblem anzugehen. Wären Sie das nicht, hätten Sie schwerlich dieses Buch gekauft und die bisherigen Kapitel gelesen und durchgearbeitet.[1] Die Heraus-

---

1   In diesem Zusammenhang möchte ich das Wort »durchgearbeitet« unterstreichen. Immer wieder habe ich Menschen vor mir, die abnehmen wollen und sich dazu jede Menge Bücher kaufen, manche davon sogar lesen. Trotzdem nehmen sie nicht ab. In vielen Fällen hängt das damit zusammen, dass sie die Bücher lesen, damit sie dann - irgendwann - wenn sie abnehmen wollen, genau wis-

forderung ist es nun, diese Motivation auch auf Dauer aufrechtzuerhalten. Tatsächlich ist die Herausforderung nicht ganz so groß, wenn man sich bewusst macht, dass Verhaltensweisen, wenn sie während 3-4 Wochen konsequent täglich durchgeführt wurden, zu Automatismen werden. In vielen Fällen hat Übergewicht genau mit einem solchen schädlichen Automatismus zu tun. Wenn es andererseits gelingt, einen für die Gewichtsreduktion positiven Automatismus zu installieren, wird Ihnen die Gewichtsreduktion erheblich leichter fallen.

Lassen Sie uns aus diesem Grund an Ihrem Durchhaltewillen arbeiten.

---

sen, was sie tun wollen. Abnehmen hat aber nur wenig mit »etwas wissen« und dafür umso mehr mit »etwas tun« zu tun. Tun Sie sich selbst den Gefallen und arbeiten Sie mit dem Buch und Ihrem Gewicht. Wer nur die Theorie vom Schwimmen kennt, wird mit großer Wahrscheinlichkeit ertrinken, wenn er in einen Fluss fällt, wohingegen sogar ein schlechter Schwimmer, der vieles nicht so genau weiß, gute Chancen hat, zu überleben.

Wie Sie durchhalten

Sie haben gezeigt, dass Sie abnehmen wollen. Doch wahrscheinlich wissen Sie aus Erfahrung, dass auch bei wichtigen Vorhaben oft »das Leben dazwischenkommt« und Ihnen Hindernisse in den Weg legt, als würde es testen wollen, ob es Ihnen wirklich ernst ist.

Ausrutscher und Rückschläge sind normal. Irgendwann stellen Sie womöglich fest, dass Sie bereits ein Glas Wein oder Bier getrunken haben, bevor es Ihnen bewusst wird, und das, obwohl Sie eigentlich komplett auf alkoholische Kalorienbomben verzichten wollten. Tatsächlich entscheidet sich gerade in solchen Situationen viel. Manche werden das zum Anlass nehmen, um ihre Diät abzubrechen, weil sie es ja ohnehin nicht schaffen würden, oder sie trinken noch ein zweites Glas, weil der aktuelle Tag ja ohnehin »verloren« ist. Morgen werden sie wieder ganz »brav« sein.

Lassen Sie uns ehrlich miteinander sein! Wir alle machen zuweilen Fehler: Sie, ich und jeder andere Mensch. Es liegt nun an Ihnen, festzustellen, ob Sie aus Ihren Fehlern lernen und diese so gut wie möglich reduzieren wollen, oder ob Sie sie als Anlass dafür nehmen wollen, bei Ihren Vorhaben zu versagen. Ganz alleine Sie entscheiden.

Ein wichtiges Mittel im Kampf gegen das Aufgeben - gerade in schwierigen Situationen - ist die stetige Arbeit an der Motivation. Tatsächlich wird der Motivationsbegriff ganz oft falsch gebraucht. Man spricht davon, dass Vorgesetzte ihre Mitarbeiter motivieren sollen und etliche erfolgreiche Coaches und Trainer verdienen viel Geld damit, dass sie Menschen motivieren. Das findet oft in wahren Hurra-Veranstaltungen statt, die von den Teilnehmern quasi im Rausch verlassen werden (oft nicht, ohne einige Bücher, CDs oder Videos des Redners zu kaufen - welche die meisten ohnehin niemals nutzen werden.)

Das hat nichts mit nachhaltiger Motivation zu tun, sondern ist ein reines Strohfeuer, wie Sie es ähnlich (womöglich mit etwas anderer Ausrichtung) nach einem Fußballmatch oder einem Konzert empfinden. Durch das Gruppengefühl und etliche gut verpackte Methoden wurde Ihr Körper dazu angeregt, einen »motivierenden« Cocktail von Botenstoffen auszuschütten. Sobald diese wiederum abgebaut sind, ist auch die Hochstimmung vorüber. Mit echter Motivation hat das wenig zu tun. Es gibt nämlich nur eine einzige Person, welche Sie motivieren kann - und das sind Sie selbst. So ist es auch ein völlig falscher Ansatz, wenn man Vorgesetzten beibringen will, wie sie Mitarbeiter motivieren können - es reicht eigentlich schon völlig, wenn sie diese nicht demotivieren.

Wir brauchen die Motivation hauptsächlich dafür, die Umstellung der Ernährung durchzuhalten, bis sie nach üblicherweise 3-4 Wochen (wenn wir gut durchgehalten haben) zum Automatismus geworden ist.

Motivation wird in der Literatur oft als Produkt von Wichtigkeit und Erfolgserwartung beschrieben.

Wichtigkeit X Erfolgserwartung = Motivation.

Wie ist das zu verstehen? Gemeint ist, dass wir dann motiviert sind, uns für ein Ziel einzusetzen, wenn uns das angestrebte Resultat wichtig ist, und wir davon ausgehen, dass wir dieses auch erreichen können.

Es kann beispielsweise sein, dass Sie davon träumen, irgendeinen Hollywood-Star als Lebenspartner zu gewinnen. Sie träumen Tag und Nacht davon und seine Poster und Bilder bedecken alle Ihre Wände. Solange Sie nicht davon ausgehen, dass Sie dieses Ziel realistischerweise erreichen können, ist Ihre Motivation, irgendwelche Anstrengungen in diese Richtung zu unternehmen, sehr gering.

Sind Sie andererseits ganz sicher, dass Sie einen bestimmten Berg ersteigen könnten, dies ist Ihnen aber nicht wichtig, dann werden Sie kaum die Motivation aufbringen, dafür Ihr Haus zu verlassen.

Lassen Sie uns die Formel auf unser Gewichtsthema anwenden.

Anwendung:

- Wie wichtig ist es Ihnen auf einer Skala von 1-10, das bereits festgehaltene Zielgewicht zu erreichen? (1 bedeutet dabei sehr unwichtig, 10 extrem wichtig).

- Wie sehr glauben Sie daran, auf einer Skala von 1-10, dass Sie mit Ihrem aktuellen Anlauf das Gewicht erreichen können?
- Nun multiplizieren Sie beide Werte. Haben Sie in beiden Fällen eine 10 gewählt, dann haben Sie 10x10 also 100% Motivation. In den meisten Fällen werden Sie einen Wert von weniger als 50% erreichen.

Wenn es nun darum geht, unsere Motivation und damit auch die Wahrscheinlichkeit, dass wir das angestrebte Ziel erreichen, zu erhöhen, dann müssen wir an den beiden Faktoren »Wichtigkeit« und »Erfolgserwartung« arbeiten. Besonders das Thema der »Wichtigkeit« ist Ihnen zwar offensichtlich klar, sonst hätten Sie nicht dieses Buch (und wahrscheinlich auch schon zahlreiche andere) erworben und das Buch auch nicht bis hierher durchgelesen. Reicht die »Wichtigkeit« aber auch, um den ganzen Abnehmprozess durchzuhalten?

Die Wichtigkeit

Wir können unsere Wahrnehmung der Wichtigkeit für ein Vorhaben auf ganz unterschiedliche Weise verstärken. Die erfolgversprechendsten sind die folgenden drei Themenbereiche:

- Die Anbindung
- Der Verlust
- Der Gewinn

Die Anbindung

Bei der Anbindung geht es darum, Ihre Ziele mit anderen, wichtigen Zielen Ihres Lebens in Kontakt zu bringen und damit sozusagen an Ihrer Motivation, diese zu erreichen, anzudocken.

Was ist das Wichtigste in Ihrem Leben? Nehmen Sie sich ein paar Minuten Zeit und schreiben Sie es nieder. Schreiben Sie auch dazu, warum dies das Wichtigste in Ihrem Leben ist.

Wie steht Ihr Gewichtsziel dazu in Beziehung? Eine Frau erzählte mir beispielsweise, dass sie davon träume,

Mutter zu werden, dies aber wegen ihres Übergewichts nicht möglich sei. Hier war die Verbindung ziemlich klar. In anderen Fällen ist die Verbindung womöglich nicht gleich einfach zu ziehen? Wenn es keine gibt, gehen Sie zum Zweitwichtigsten in Ihrem Leben...

Wenn Sie das nun in Kontext mit dem Wichtigsten in Ihrem Leben (also einer fetten 10) sehen – wie wichtig ist das Ziel nun für Sie? Notieren Sie das Ziel und den Wert (1-10).

Als Nächstes nehmen Sie sich etwas Zeit und schreiben Sie nieder, wie das Erreichen Ihres Zielgewichtes Sie im Erreichen (oder Erhalt) des Wichtigsten in Ihrem Leben unterstützt. Schreiben Sie mindestens 5 Aspekte auf.[2] Nun bewerten Sie Ihr Ziel nochmals. Hat sich der Wert (1-10) verändert?

---

[2] Wenn sich Ziele in Ihrem Leben gegenseitig ausschließen oder behindern, sollten Sie sich genau überlegen, welchem von beiden Sie folgen wollen. Versuchen Sie beide zu erreichen, verbrennen Sie unheimlich viel Kraft und Energie und werden kaum Erfolg haben.

Wir werden an diesem Ziel auch in den nächsten Dimensionen weiterarbeiten. Bewahren Sie Ihre Notizen also auf.

Der Verlust

Der zweite Aspekt, den es im Hinblick auf eine Stärkung der Wichtigkeit Ihres Zieles zu berücksichtigen gilt, ist der Verlust.

Notieren Sie sich negative Auswirkungen, welche es auf Ihr Leben haben würde, wenn sie Ihr Gewichtsziel nicht erreichen würden (nicht jetzt und nicht später). Wenn Sie diese durchlesen und sie sich vorstellen, wie fühlen Sie sich da? Kann es sein, dass das Erreichen Ihres Gewichtszieles damit an Wichtigkeit gewonnen hat?

Tatsächlich gibt es Menschen, die auf ganz unterschiedliche Faktoren ansprechen. Manche reagieren eher auf die Vermeidung negativer Auswirkungen, andere wiederum sind sehr ziel- und erfolgsfokussiert.

Der Gewinn

Als dritten und letzten Aspekt wollen wir gemeinsam betrachten, welchen Gewinn Sie vom Erreichen Ihres Gewichtszieles haben würden. Schreiben Sie sich auch dazu möglichst alle positiven Auswirkungen auf und prüfen Sie, welchen Einfluss das auf Ihre Motivation hat.

Wir haben diese Arbeit ganz bewusst schriftlich gemacht. So können Sie zum einen nachlesen, wenn Sie in ein Motivationstief geraten, und andererseits soll Ihre Aufgabe auch sein, die drei Listen künftig zu ergänzen. Dabei ist es Ihre Aufgabe, täglich mindestens einen Aspekt zu einem der drei Elemente hinzuzufügen. Grund dafür ist, dass Sie Ihr Hirn dazu bringen, sich mit dem Thema weiter zu beschäftigen und Sie sich ganz aktiv auf das Thema »Abnehmen« programmieren.

Die Erfolgserwartung

Lassen Sie uns nun den zweiten Faktor, die Erfolgserwartung, genauer betrachten. Nachdem wir die Wichtigkeit der Ziele und wie Sie Ihr Bewusstsein dafür verstärken können, besprochen haben, lassen Sie uns an Ihrer Zuversicht, das Ziel zu erreichen, arbeiten.

Wie lassen sich Ihre Erfolgschancen abschätzen? Natürlich könnte es hier ganz unterschiedliche Herangehensweisen geben. Statistisch gesehen etwa sind Ihre Erfolgschancen wahrscheinlich minimal. Schließlich haben die meisten Menschen über Jahre und teils Jahrzehnte hinweg versucht abzunehmen und es nicht geschafft. Warum sollten ausgerechnet Sie diesmal etwas schaffen, woran Sie davor unzählige Male gescheitert sind?

Sie könnten aber auch einwenden, dass Sie noch niemals ein so wundervolles Buch zur Unterstützung hatten und noch niemals zuvor so motiviert waren, Ihr Ziel zu erreichen. Aus diesem Grund könnten Sie die Erfolgserwartung sehr hoch ansetzen.

Tatsache ist, dass Sie in beiden Fällen Recht hätten und Recht behalten würden. Was immer Ihre Erwartungshaltung ist, die Wahrscheinlichkeit, dass sie sich erfüllt, liegt bei weit über 50%.

Wie kann das sein? Das hängt mit einem Konzept zusammen, was wir normalerweise nicht in einem Buch über Gewichtsreduktion vermuten würden. Es geht um »Glauben«. Nicht den Glauben an ein bestimmtes höheres Wesen oder den Weihnachtsmann, sondern es geht um unsere Fähigkeit, an gewisse Dinge zu glauben und ihnen damit Realität zu verleihen. Wer aus tiefstem Herzen an etwas glaubt, der wird immer und überall Argumente finden, die ihn in seinem Glauben bestärken.

Das hängt mit der selektiven Wahrnehmung unseres Gehirns zusammen. Dieses nimmt jede Sekunde eine riesige Zahl von Eindrücken auf, davon werden aber nur jene an unser Bewusstsein weitergeleitet, welche für dieses wichtig sind. Wahrnehmungen, welche nicht als wichtig und ins Denken passend wahrgenommen werden, werden ausgeblendet. Unser Ziel muss es nun also sein, Ihre »Filter« so zu programmieren, dass diese alle Informationen, welche Sie in der Zuversicht, Ihr Ziel zu erreichen, bestärkt, durchlässt und alles, was dagegen spricht, möglichst ausbremst. Mit der Zeit können wir sogar erreichen, dass der Filter so arbeitet, dass er Informationen, welche uns am Erreichen unseres Zieles hindern, weitgehend ausblendet und dafür Informationen, welche uns beim Abnehmen unterstützen, in unser Bewusstsein lässt. Idealerweise wird das so »programmierte« Unterbewusstsein das Angebot für die Schokolade ausfiltern und den erntefrischen Salat dafür hervorheben.

Erfolgserwartung stärken

Schreiben Sie nieder, was Sie tun müssen, um Ihr Zielgewicht zu erreichen. Wie sehr glauben Sie daran, dass Sie diese Aufgabe lösen können? (Bewerten Sie das wiederum mit einem Wert von 1-10).

Nun schreiben Sie auf, welches Ihre größte Befürchtung ist, die Sie davon abhält. Was lässt Sie daran zweifeln, dass sie Ihr Ziel erreichen können?

Notieren Sie sich mindestens 10 Gründe, welche dafür sprechen, dass Sie Ihr Ziel erreichen können. Benennen Sie Fähigkeiten, Möglichkeiten, Ressourcen etc., die dafür stehen, dass Sie Ihr Ziel erreichen können.

Machen Sie nun den nächsten kleinen Schritt in Richtung Ihres Zieles. Wie dieser aussieht, haben Sie bereits definiert. Sie können aber das Vorgehen jederzeit auch anpassen, wenn Sie einen besseren Weg entdecken. Wichtig ist es nur, dass Sie sich Schritt für Schritt Ihrem Ziel annähern und keinen Schritt zurück machen.

Wenn Sie diesen Schritt erfolgreich durchgeführt haben, dann haben Sie zwei Dinge erreicht. Zum einen sind Sie damit Ihrem Ziel wiederum einen kleinen Schritt näher gekommen, andererseits haben Sie erlebt, dass Sie in der Lage sind, einen kleinen Schritt auf Ihr Ziel hin erfolgreich durchzuführen.

Großartig. Sie haben es einmal geschafft. Was wäre nun der nächste logische Schritt? Auch hierbei geht es wiederum um einen Mini-Schritt. Machen Sie noch einige weitere solcher Mini-Schritte. Denn Sie können nun noch mehr solcher Mini-Schritte machen. Glauben Sie daran? Jeder Schritt bringt Sie etwas näher zu Ihrem Ziel. Diese Erfahrung stärkt Ihre Erfolgserwartung und Sie haben damit auch eine Vorgehensweise definiert, wie Sie mit Mini-Schritten immer näher ans Ziel gelangen können.

Sind Sie Ihr stärkster Gegner?

Ich erlebe ganz oft, dass meine Klientinnen und Klienten gegen sich selbst arbeiten. Viele von ihnen haben über Jahrzehnte hinweg von anderen gehört, dass sie fett seien und ihre Diätversuche haben in vielen Fällen scheinbar nur zu klar gezeigt, dass sie nicht fähig sind, ihr Ziel zu erreichen. Jeder Rückschlag und jeder kleine Misserfolg auf dem Weg dorthin ist eine Bestätigung dieser negativen Erwartungen und scheint zu beweisen, dass eine Diät ohnehin keinen Erfolg haben wird.

Auch hier geht es um Filter. Viele negative äußere Eindrücke und viele eigene Enttäuschungen haben dazu geführt, dass wir unsere Umwelt und unsere Handlungen in einer ganz bestimmten Art und Weise interpretieren. Haben Sie schon einmal irgendwelche Z-Promis gesehen, irgendwelche IT-Girls, wie sie sich oft selbst bezeichnen. Etliche davon können nichts besonders gut und haben mittels Schönheitsoperationen solange an sich herumschnipseln lassen, bis daraus alles Menschliche entfernt war. Trotzdem: Diese jungen Damen (keine Ahnung, wie die männliche Form von IT-Girl heißt) treten in TV-Sendungen auf, laufen über rote

Teppiche und erreichen in manchen Fällen tatsächlich einen gewissen Wohlstand und Berühmtheit.[3]

Wie kommt es nun, dass Menschen ohne besondere Fähigkeiten für eine bestimmte Zeit Aufmerksamkeit gewinnen? Das liegt ausschließlich daran, dass diese Menschen es über eine gewisse Zeit schaffen, ihre Filtermechanismen so auszurichten, dass alles, was sie in ihrem Traum bestärkt und dafür nützlich ist, prioritär wahrgenommen wird.

Genau diese Fähigkeit in Bezug auf Ihr Gewicht sollen Sie auch entwickeln. Fangen Sie an, Ihre kleinen und kleinsten Erfolge hin zur Gewichtsreduktion bewusst wahrzunehmen. Notieren Sie sich diese jeden Tag und lesen Sie es laut. Sie vermitteln damit Ihrem Unterbewusstsein, was Ihnen wichtig ist und programmieren es damit darauf, Informationen so zu filtern, dass sie Sie beim Erreichen des Zieles unterstützen.

---

[3] Tatsache ist leider auch, dass diese Menschen oft eine sehr kurze Halbwertszeit haben, bevor sie wieder aus der Wahrnehmung der Menschen verschwinden und oft ein paar Jahre später nochmals als verarmte, drogensüchtige Ex-Z-Promis Schlagzeilen machen.

Die tägliche Arbeit an Ihrem neuen Programm

Genauso wie sie tagtäglich an Ihrem Übergewicht arbeiten müssen, ist es auch wichtig, dass Sie tagtäglich an Ihren inneren Programmen arbeiten. Dazu braucht man keinen Computer. Es geht nur darum, dass Sie Ihre Motivation tagtäglich unterstützen und sich bewusst machen, weshalb Sie diesen Aufwand auf sich nehmen. Damit bauen Sie eine Grundlage, welche Sie durchhalten lässt, wenn es Ihnen besonders schwer fällt, Ihr Programm durchzuziehen.

Wie beginnen Sie Ihren Tag? Wenn der Wecker klingelt, fragen Sie sich, wieso schon wieder morgen ist und der Wecker nicht über Nacht stehen bleiben konnte, damit Sie etwas länger schlafen konnten?

Wenn das der Fall ist, kann das verschiedene Gründe haben. Es kann sein, dass Sie einfach zu spät ins Bett gehen. Wenn das der Fall ist, sollten Sie sich bewusst sein, dass Schlafmangel ein wichtiger Grund für Übergewicht ist. Wenn Sie genügend schlafen (frühzeitig genug ins Bett gehen), kann das schon erheblich zu Ihrer Gewichtsreduktion beitragen.

Ist dies nicht der Fall und Sie leiden unter erheblichem Übergewicht, sollten Sie auch in Betracht ziehen, dass Sie womöglich unter Schlafapnoe leiden. Dabei kommt es zu kleinen Aussetzern in der Atmung während des Schlafes. In Extremfällen kann das bis zum Ersticken führen, in jedem Fall aber reduziert es die Schlafqualität und Erholung enorm und führt dadurch zu reduzierter Leistungsfähigkeit. Ein Arztbesuch ist dringend anzuraten.

Natürlich kann es auch sein, dass Sie einfach nicht aufstehen wollen, weil Sie sich nicht auf den Tag mit seinen Chancen und Erlebnissen freuen und schon von Anfang an davon ausgehen, dass der Tag - wie so viele in der Vergangenheit - nichts Erfreuliches bringen wird?

Wie auch immer es bei Ihnen ist. Nehmen Sie sich jeden Morgen, bevor Sie aufstehen oder unmittelbar danach ein paar Minuten Zeit und beantworten Sie sich die folgenden Fragen:

- Wofür in meinem Leben kann ich dankbar sein?
- Was in meinem Leben macht mich glücklich?
- Wie viel Erfolg hatte ich schon bei meiner Gewichtsreduktion?
- Was werde ich heute tun, um meinem Zielgewicht näher zu kommen?
- Was/wer könnte mich dabei unterstützen, mein Ziel zu erreichen?
- Wie wird mein Leben sein, wenn ich mein Ziel erreicht habe?

Starten Sie so in den Tag und Sie werden feststellen, dass Ihnen die Arbeit auf dem Weg zu Ihrem Zielgewicht erheblich leichter fällt.

Dabei wünsche ich Ihnen viel Erfolg!

Ihr Mark Besser